RECHERCHES

PHYSIOLOGIQUES ET MÉDICALES

SUR LES CAUSES, LES SYMPTOMES

ET LE TRAITEMENT

DE LA GRAVELLE.

RECHERCHES

PHYSIOLOGIQUES ET MÉDICALES

SUR LES CAUSES, LES SYMPTOMES

ET LE TRAITEMENT

DE LA GRAVELLE.

PAR F. MAGENDIE,

Docteur en Médecine de la faculté de Paris, Professeur d'anato-
mie, de physiologie et de séméiotique, Membre des Sociétés
philomatique et médicale d'émulation de Paris, Associé de la
Société de médecine de Stockholm, de l'Université de Dublin,
de la Société de Médecine de Philadelphie, de la Société wetté-
ravienne de Hanau, Correspondant de la société des Sciences
et Arts de Caen, de la Société philosophique de Londres, etc.

A PARIS,

Chez Méquignon-Marvis, Libraire pour la partie de
Médecine, rue de l'École de Médecine, n°ˢ 9 et 3.

1818.

RECHERCHES

PHYSIOLOGIQUES ET MÉDICALES

SUR LES CAUSES, LES SYMPTOMES

ET LE TRAITEMENT

DE LA GRAVELLE.

Quand une personne rend habituellement ou par intervalles, avec son urine, un sable le plus souvent rougeâtre, ou de petites pierres de forme, de volume et de nombre variables, elle est attaquée de la *Gravelle*.

Cette maladie, connue dès les temps les plus reculés, est ordinairement le partage des personnes d'un âge mûr et des vieillards : elle attaque plus particulièrement les gens aisés, aimant la bonne chère, le vin, dont le corps est replet, et qui se livrent peu aux exercices du corps.

Il est des individus, atteints de gravelle, qui n'en éprouvent ni gêne, ni douleur, si ce n'est quelquefois un léger sentiment d'ardeur au moment de l'émission de l'urine et des pierres qu'elle charie ; chez qui par conséquent la gravelle n'est pas même une incommodité ; mais

ces cas sont rares : il est bien plus fréquent que
l'expulsion du sable ou des pierres soit pré-
cédée et accompagnée d'agitation, de malaise
dans tout le corps et particulièrement dans
la région lombaire. Dans certains cas, la fièvre s'empare du malade; il ressent des douleurs aiguës dans les reins et le trajet des uretères; l'urine est supprimée, du sang coule
en abondance par l'urètre; le sommeil est
éloigné; toutes les fonctions sont troublées;
ces divers symptômes ne cessent qu'après l'expulsion d'une ou plusieurs pierres plus ou
moins volumineuses, et se prolongent souvent
plusieurs jours.

Si, accompagnée de ces accidens, la gravelle se montre à des époques rapprochées,
ou si elle existe d'une manière continue, elle
est non-seulement une infirmité douloureuse,
mais une maladie grave qui compromet les
jours du malade.

La gravelle prolongée conduit aussi à plusieurs maladies qu'il est difficile de guérir et
même de soulager. Telles sont l'inflammation
des reins, la pierre dans les bassinets ou dans
les uretères, la pierre dans la vessie, pour laquelle l'opération n'est qu'un palliatif, puisque
le calcul tend toujours à se former de nou-

veau ; telles sont encore la rétention fréquente d'urine , les abcès et fistules urinaires , etc. etc.

Malgré sa fréquence , la gravité de ses symptômes et ses suites fâcheuses, la gravelle n'est en quelque sorte qu'indiquée dans les ouvrages généraux de chirurgie et de médecine ; les traités spéciaux des maladies des voies urinaires n'en font qu'une mention fort imparfaite, et jamais à ma connaissance elle n'a été l'objet d'un ouvrage *ex professo* (1).

Ayant été à même de faire sur la gravelle des observations qui en éclairent les causes et qui en rendent le traitement plus facile et plus sûr, j'ai cru pouvoir être utile à la science et aux personnes attaquées de cette maladie en publiant le résultat de mes recherches sur ce sujet. Je me suis en même temps proposé de faire un essai sur la manière dont on peut appliquer à la médecine les connaissances chimiques actuelles ainsi que le-

____

(1) M. le Docteur Marcet , qui vient de publier un ouvrage sur les affections calculeuses , n'a pas non plus jugé nécessaire de séparer l'histoire de la gravelle des autres formations de calcul dans les voies urinaires.

Voy. An essay on the chemical history , and medical treatement of calculous disorders. By A. Marcet , M. D. F. R. S. 1817.

résultat des expériences physiologiques faites avec soin, et de montrer que si l'abus de ces applications a été, et peut être encore nuisible à la médecine pratique, l'usage raisonnable, c'est-à-dire, restreint à ce qui est évident, peut avoir et a réellement les plus grands avantages. Les savans jugeront si ma théorie est saine; les praticiens, si les moyens curatifs que j'indique sont bons.

CHAPITRE PREMIER.

Nature du sable et des pierres rendus par les graveleux.

La connaissance de la composition des matières qui constituent les sables et pierres rendues par les personnes attaqués de gravelle n'a pu être acquise qu'après la rénovation de la chimie et les perfectionnemens apportés aux procédés d'analyse par les chimistes modernes et pour ainsi dire nos contemporains. En effet, van Helmont, le chimiste du 17e siècle le plus enclin aux explications et aux applications des principes de sa science aux phénomènes de l'état de santé et de maladie, ne put arriver, malgré son active et fougueuse imagination, qu'à comparer la formation des graviers dans l'urine, à celui du dépôt du vin ou à la formation du tartre. C'était peu sans doute relativement à la science; mais c'était beaucoup si on a égard aux rêveries ridicules que ses prédécesseurs avaient avancées (1).

C'est Schèele qui, en 1776, fit connaître la véritable nature des concrétions rendues avec l'urine; il démontra qu'elles étaient en grande partie formées par un acide particulier qu'il nomma *lithique*, et qu'il fit voir être un principe immédiat particulier à l'urine.

Depuis cette époque, les travaux de Wollaston, de Fourcroy, de Vauquelin, de Brande, de Marcet, etc. ont pleinement confirmé la découverte de l'illustre chimiste suédois, et y ont ajouté plusieurs faits importans : il a été reconnu, par exemple, qu'outre l'acide lithique

______

(1) Paracelse donnait à la matière des calculs urinaires le nom barbare de *Duélech ;* il la croyait formée de résine animale durcie par l'esprit d'urine. Il est remarquable cependant qu'il comparait cette matière à celle des concrétions goutteuses; fait qui a été constaté très-long-temps après par le D. Wollaston.

de Schèele, nommé maintenant, d'après Pearson, *urique*, certains graviers contiennent une petite quantité d'oxalate de chaux; que dans quelques cas, fort rares à la vérité, ils sont entièrement formés de phosphate ou d'oxalate de chaux; que lorsqu'ils ont séjourné quelque temps dans les reins, ils se recouvrent d'une couche mince de phosphate de chaux et de magnésie; tout récemment, M. Gaultier Claubry, jeune chimiste fort instruit, a trouvé, dans le rein d'un homme, quatre calculs formés chacun d'un noyau d'oxalate de chaux et d'une couche extérieure d'acide urique. Dans l'ouvrage que vient de publier M. le docteur Marcet, il est fait mention de deux cas où les pierres expulsées étaient formées par l'oxide cystique, et d'un autre où une concrétion rendue par l'urètre était fibrineuse.

J'ai eu souvent l'occasion d'analyser moi-même, ou de faire analyser par les premiers chimistes de Paris, des graviers ou des pierres rendues par des graveleux, et dans tous les cas, qui s'élèvent à plus de trente, j'ai vu ces concrétions formées par l'acide urique uni à une petite quantité de matière animale.

Ainsi, en laissant de côté ou en considérant comme exceptions les cas très-rares où

l'on a trouvé des graviers urinaires composés
en tout ou en partie d'oxalate et de phosphate
de chaux, d'oxide cystique, etc., on peut
dire que les graviers sont constamment composés d'acide urique uni à un peu de matière
animale qui est très-probablement du mucus
venant de la membrane qui revêt les voies
urinaires.

Puisque telle est la composition du dépôt
de l'urine des graveleux, il est indispensable
d'exposer ici les notions acquises sur les propriétés de l'acide urique et sur les circonstances qui en déterminent la présence dans l'u-
rine. Cette étude nous conduira naturellement
à reconnaître les causes de la gravelle.

CHAPITRE II.

De l'acide urique , de ses propriétés , et des circonstances qui en déterminent la présence dans l'urine.

L'URINE de l'homme et celle de tous les animaux qui se nourrissent plus particulièrement d'alimens fortement azotés tels que la chair de toutes espèces, le poisson, les coquillages, les œufs, etc. , contient de l'acide urique; cet acide paraît exister constamment dans l'urine, quand celle-ci a la propriété de rougir la teinture de tournesol. Sa proportion varie avec celle des alimens azotés dont les animaux font usage; s'ils se nourrissent exclusivement de matières animales, l'urine est abondamment chargée d'acide urique, et même peut en être entièrement formée comme cela résulte des expériences de MM. Vauquelin et Wollaston sur les oiseaux.

Si au contraire les animaux se nourrissent de végétaux , comme il arrive aux herbivores, l'urine ne présente aucune trace d'acide urique.

Dans une série d'expériences que j'ai présentées à l'Académie des sciences, l'année dernière, j'ai fait voir que si l'on prive, pendant un certain temps, un animal carnassier de toute nourriture azotée, et que, si on le nourrit avec du sucre, de la gomme, de l'huile, substances réputées nutritives, qui ne contiennent pas d'azote parmi leurs élémens, son urine, au bout de trois ou quatre semaines, est entièrement privée d'acide urique. C'est ce qui arriva dans l'expérience suivante que j'extrais de mon mémoire : (1)

« Un petit chien âgé de trois ans, gras et bien portant, fut mis à l'usage du sucre blanc et pur pour tout aliment, et de l'eau distillée pour boisson : il avait de l'un et de l'autre à discrétion.

Les sept ou huit premiers jours, il parut se trouver assez bien de ce genre de vie; il était frais, dispos, mangeait avec avidité et buvait comme de coutume. Il commença à maigrir dans la seconde semaine, quoique son appétit fût toujours fort bon, et qu'il man-

____

(1) Mémoire sur les propriétés nutritives des substances qui ne contiennent pas d'azote; lu à l'Académie des sciences, le 18 août 1816. A Paris, 1817.

geât jusqu'à six ou huit onces de sucre en vingt-quatre heures. Ses excrétions alvines n'étaient ni fréquentes ni copieuses; en revanche, celle de l'urine était assez abondante.

La maigreur augmenta dans la troisième semaine, les forces diminuèrent, l'animal perdit la gaieté, l'appétit ne fut pas aussi vif. A cette même époque, il se développa, d'abord sur un œil et ensuite sur l'autre, une petite ulcération au centre de la cornée transparente; elle augmenta assez rapidement; et, au bout de quelques jours, elle avait plus d'une ligne de diamètre; sa profondeur s'accrut dans la même proportion; bientôt la cornée fut entièrement perforée, et les humeurs de l'œil s'écoulèrent au-dehors. Ce singulier phénomène fut accompagné d'une sécrétion abondante des glandes propres aux paupières.

Cependant l'amaigrissement allait toujours croissant; les forces se perdirent; et quoique l'animal mangeât, par jour, de trois à quatre onces de sucre, la faiblesse devint telle, qu'il ne pouvait ni mâcher ni avaler; à plus forte raison, tout autre mouvement était-il impossible. Il expira le trente-deuxième jour de l'expérience. J'ouvris son cadavre avec toutes les précautions convenables ; j'y reconnus une absence totale de graisse ; les muscles étaient réduits de plus de cinq sixièmes de leur volume ordinaire ; l'estomac et les intestins étaient aussi très-diminués de volume et fortement contractés.

La vésicule du fiel et la vessie étaient distendues par les fluides qui leur sont propres. Je priai M. Chevreul de vouloir bien les examiner ; il leur trouva presque tous les caractères qui appartiennent à l'urine et à la bile des animaux herbivores, c'est-à-dire *que l'urine, au lieu d'être acide, comme elle l'est chez les carnivores, était sensiblement alcaline, n'offrait aucune trace d'acide urique ni de phosphate.* La bile contenait une proportion considérable de pycromel, caractère particulier de la bile de bœuf, et en général de celle des herbivores. Les excrémens, qui furent aussi examinés par M. Chevreul, contenaient très-peu de matières azotées, tandis qu'ils en présentent ordinairement beaucoup. »

Nous déduirons de ces faits et de ceux qui précèdent, la conséquence importante pour le sujet qui nous occupe, qu'il existe une relation évidente entre le régime et la présence de l'acide urique dans l'urine, ou, dans d'autres termes, qu'il n'existe d'acide urique dans l'urine, qu'autant que les animaux se nourrissent de chair et autres alimens azotés.

Jusqu'ici on n'avait point de données exactes sur la composition chimique de l'acide urique, on savait seulement qu'il contenait une grande proportion d'azote ; mais cette proportion n'avait point encore été fixée d'une manière rigoureuse ; nous devons à M. Bérard, de Montpellier, une analyse récente de cet acide. Suivant ce jeune et habile chimiste il est composé, sur cent parties en poids, de

$$
\begin{array}{ll}
\text{Azote} \dots\dots & 39,\ 16 \\
\text{Carbone} \dots & 33,\ 61 \\
\text{Oxigène} \dots & 18,\ 89 \\
\text{Hydrogène} & 8,\ 34 \\
\hline
& 100,\ 00
\end{array}
$$

Le même chimiste a fait une remarque qui peut devenir utile [dans le traitement de la gravelle, c'est que l'acide urique a une très-*faible capacité de saturation*, de sorte qu'il forme des sels qui en diffèrent pour la solubilité, quand il se trouve en contact avec de très-petites quantités de bases susceptibles de se combiner avec lui.

L'acide urique possède plusieurs propriétés qu'il est indispensable de relater ici. Lorsqu'il est dégagé de toute substance étrangère, il est solide, d'un jaune pâle, plus pesant que l'eau. Sans saveur, sans odeur, et sans action très-évidente sur la teinture de tournesol; il ne se décompose point à l'air, et ce qu'il faut remarquer avec soin, c'est que l'eau, à la température de 15° à 16 n'en dissout que $1/1720$ de son poids; bouillante, elle en dissout $1/1150$, et le laisse déposer, par le refroidissement, sous forme de petites lames. L'acide urique est insoluble dans l'alcohol; les sels qu'il forme avec les bases salifiables, ne sont solubles d'une manière très-sensible, qu'autant que ces bases le sont elles-mêmes, et qu'elles sont en excès. Presque tous les acides sont susceptibles de les décomposer. En effet, si l'on verse un excès d'acide, qui ait tant soit peu de force, dans une dissolution de sous-urate alcalin, l'acide urique en sera précipité tout à coup. (1) Telles sont les circonstances de l'histoire de l'acide urique, qu'il nous importait de rappeler; on va voir que c'est en grande partie

______

(1) Voyez Thénard, Traité de chimie, tome 3, page 455.

sur elles que sont fondées nos idées sur l'origine et le traitement de la gravelle.

Remarques sur l'oxide cystique.

Bien que l'oxide cystique forme très-rarement les graviers et calculs urinaires, que, par cette raison, on puisse le négliger dans l'histoire de la gravelle, cependant comme cette matière animale est encore peu connue parmi les médecins, j'en rappellerai ici les principales propriétés.

Les calculs formés de cette matière sont demi-tranparens et de couleur jaunâtre; ils offrent un éclat particulier semblable à celui d'un corps d'une densité puissamment réfringente.

Lorsqu'on distille cette substance à feu nu, elle donne un carbonate d'ammoniaque, d'une odeur fétide; il passe aussi une huile fétide pesante, telle qu'on l'obtient des matières animales, mais à proportion beaucoup moins considérable que celui qui résulte d'une distillation de l'acide urique.

Ces propriétés de l'oxide cystique nous montrent que, semblable à l'acide urique, il est en grande partie composé d'azote; il de-

vient par conséquent probable qu'il se produit par des causes analogues à celles qui déterminent la formation de l'acide urique. Ce
composé n'est que très-peu soluble dans l'eau,
ne l'est point dans l'alcohol ni dans les acides
acétique, tartarique, citrique ; il est soluble
au contraire dans les acides muriatique, ni-
trique, sulfurique, phosphorique et oxali-
que, ainsi que dans la potasse, la soude, l'eau
de chaux, les carbonates de potasse et de
soude. La plupart de ces propriétés se rap-
prochent encore de l'acide urique. Cette matière n'a point été analysée rigoureusement.
L'oxide cystique a été découvert par M. Wollaston ; il ne faut pas le confondre avec une
nouvelle espèce de calcul urinaire décrite récemment par M. Marcet et nommée par lui,
à raison de sa couleur jaune, oxide xanthic.

CHAPITRE III.

Causes de la Gravelle.

D'après ce qui vient d'être dit, il est évident que l'acide urique, qui forme presque constamment les graviers et calculs des graveleux, n'est point une production accidentelle ou maladive de l'économie animale; mais que cet acide est un des élémens essentiels de l'urine de l'homme en parfaite santé; seulement dans l'état sain il est en dissolution dans l'urine; et dans la gravelle il se dépose dans les conduits destinés à charier le liquide sécrété par les reins.

Pour connaître les causes directes de la gravelle, il s'agit donc de rechercher les circonstances qui déterminent l'acide urique à se séparer de l'urine où il doit rester en dissolution dans l'état ordinaire.

Nous avons vu que l'acide urique est très-peu soluble, puisqu'il faut environ 1100 parties d'eau bouillante et 1800 parties d'eau à 16° pour dissoudre une partie en poids de cet acide; l'urine de l'homme, en état de santé, étant à environ 30°, n'en peut dissoudre qu'à peu près 1/1500 de son poids, en supposant, ce que rien n'affirme jusqu'ici, que les autres élémens de l'urine n'en favorisent pas la dissolution. Ceci posé, trois causes évidentes peuvent diminuer, d'une manière absolue ou relative, la propriété dissolvante de l'urine par rapport à l'acide urique.

1° Augmentation de la quantité d'acide urique, la quantité de l'urine restant la même ou n'augmentant pas dans la proportion de l'acide;

2° Diminution de la quantité d'urine, celle de l'acide urique restant la même ou ne diminuant pas dans la proportion de l'urine;

3° Diminution de la température de l'urine, soit que sa quantité ou sa nature restent les mêmes, soit qu'elles éprouvent les modifications ci-dessus indiquées.

Je suis loin de penser que ces trois causes, réunies ou séparées sont les seules qui puissent produire la gravelle; mais dans l'état actuel de nos connaissances, elles doivent être considérées comme les principales.

La plupart de celles dont nous aurons occasion de parler par la suite: ou bien ne sont qu'illusoires, ou doivent être regardées comme accessoires relativement à celles-ci.

2

CHAPITRE IV.

Circonstances qui augmentent la proportion d'acide urique et qui tendent à produire la Gravelle.

Au premier rang des causes qui augmentent la proportion d'acide urique dans l'urine et qui par conséquent produisent souvent la gravelle, il faut placer une nourriture succulente, l'habitude des tables somptueuses et des mets recherchés, et particulièrement ceux qui sont préparés avec des substances animales, en un mot, le régime des riches, amateurs de la bonne chère. J'ai été à même de faire cette observation sur un grand nombre de graveleux auxquels j'ai donné des soins ; la plupart étaient des gens du monde, d'un embonpoint considérable, ayant passé l'âge de l'énergie musculaire, grands mangeurs de viandes, de poissons, de gibier, toutes substances très-azotées et propres en conséquence à former de l'acide urique ; l'un d'eux, croyant échapper aux inconvéniens d'une vie trop recherchée, s'était mis exclusivement à l'usage des œufs et du laitage ; mais ces matières alimentaires, tout aussi azotées que les autres substances nutritives animales, devaient avoir le même inconvénient.

Parmi les cas que je pourrais citer, le suivant me paraît propre à faire ressortir la liaison de la gravelle, ou, ce qui revient au même, de l'excès de l'acide urique avec le genre de vie et le régime. M. ***, négociant dans l'une des villes anséatiques, jouissait, en 1814, d'une fortune considérable, vivait en conséquence, et avait une très-bonne table dont il usait avec peu de ménagement; il était en même temps tourmenté par la gravelle. Arrive inopinément une mesure politique qui lui fait perdre toute sa fortune et l'oblige à fuir en Angleterre où il passe plus d'un an dans un état voisin de la misère, ce qui l'oblige à de nombreuses privations; mais sa gravelle a complétement disparu. Peu à peu il parvient à rétablir ses affaires, il reprend son ancien genre de vie et la gravelle ne tarde pas à se montrer de nouveau. Un second revers lui fait perdre en peu de temps tout ce qu'il a acquis : il passe en France presque sans ressources : son régime est en rapport avec ses moyens pécuniaires; la gravelle disparaît. Enfin son industrie lui rend encore une existence aisée ; il se livre à son goût pour les plaisirs de la table, et avec eux reparaît la gravelle ; ce fut alors qu'il me consulta (1). On aurait soumis le sujet de cette observation à divers régimes, pour constater leur influence sur la gravelle, qu'on n'aurait pu avoir un résultat plus prononcé ni une expérience mieux faite et plus concluante.

Une nouvelle preuve de l'influence des alimens sur la proportion d'acide urique peut se prendre chez les personnes qui, habituellement sobres, font un repas extraordinaire où elles mangent beaucoup plus que de coutume. Le lendemain matin, et quelquefois le soir même, leur urine est fortement colorée et laisse déposer une grande quantité d'acide urique.

Si, avec une nourriture très-substantielle on fait peu d'exercice, on mène une vie sédentaire, on exerce peu ou point le système musculaire, comme cela arrive chez les gens de lettres, les hommes de cabinet, les riches et la plupart des vieillards, les chances pour la production

(1) Cet individu était en même temps atteint de la goutte qui suivit constamment les phases de la gravelle, c'est-à-dire, qu'elle a toujours paru et disparu avec celle-ci.

de la gravelle sont bien plus nombreuses ; en effet le système musculaire est celui dont la nutrition est la plus rapide et qui consomme le plus de substances nutritives quand son action est souvent mise en jeu ; aussi toutes les personnes qui exercent beaucoup leurs muscles ont-elles besoin de manger davantage et d'user d'alimens azotés tels que les viandes. Si l'on fait usage des mêmes alimens et en quantité considérable sans faire agir les organes musculaires, ceux-ci ne s'emparent pas de la matière nutritive azotée, elle se trouve en excès dans l'économie, se dirige vers les reins, principal émonctoire de l'azote ; elle s'y transforme en acide urique et concourt ainsi à produire la gravelle.

Tant que la quantité d'urine est suffisante pour dissoudre l'acide urique formé, l'augmentation de la proportion de celui-ci n'a aucun inconvénient, et c'est sans doute ce qui arrive chez les personnes qui suivent le régime dont nous venons de parler, et qui cependant ne sont pas affectées de gravelle ; mais si la proportion de l'urine ne suit exactement celle de l'acide, et si elle devient moindre, rien ne s'oppose à ce que la gravelle ne se développe aussitôt.

Recherchons donc les circonstances qui peuvent augmenter ou diminuer la quantité de l'urine.

CHAPITRE V.

Circonstances qui augmentent ou diminuent la quantité de l'urine, et qui sont favorables ou défavorables au développement de la Gravelle.

En faisant abstraction de la nature chimique des boissons, il est vrai de dire en général, que plus on boit, et plus l'urine est abondante; nous en avons à chaque instant la preuve. Cette proposition n'est plus exacte si l'on a égard à la composition chimique des boissons; elle reste vraie pour l'eau, la bière, le cidre, le petit vin, et pour toutes les boissons en grande partie composées d'eau; mais elle n'est plus aussi juste pour les vins généreux, qui contiennent une plus grande quantité d'alcohol, et elle devient tout-à-fait inexacte pour les liqueurs spiritueuses qui contiennent beaucoup plus d'alcohol et bien moins d'eau. Cette même proposition n'est pas non plus entièrement applicable aux boissons chaudes, telles que le thé, le café, le punch, etc., qui ont la propriété d'exciter la transpiration cutanée avec plus ou moins d'activité.

Si donc un grand mangeur de substances animales boit beaucoup d'eau, de vin léger, de vin mousseux, etc., la quantité de son urine sera plus que suffisante pour dissoudre l'acide urique formé par les reins, et il sera moins exposé à être atteint de la gravelle. Si au contraire il boit peu, ou s'il ne boit pas en raison des alimens dont il use, ou bien encore s'il boit beaucoup, mais que ce soit des liquides chargés d'alcohol, tels que les vins des pays chauds, l'eau-de-vie, les liqueurs fortes, etc., son urine sera peu abondante et dissoudra par conséquent moins d'acide urique; celui-ci tendra donc d'autant plus à se séparer et à former des graviers.

S'il suffisait de boire beaucoup pour éviter la gravelle, les personnes qui y sont le plus exposées, je veux dire les grands mangeurs et les gastronomes en souffriraient rarement, car il est rare qu'elles aient des scrupules sous ce rapport. Mais une cause particulière et encore peu connue agit chez eux en sens inverse;

je veux parler de la diminution de l'action des reins par l'usage de la nourriture animale.

Dans les expériences que j'ai faites sur les animaux, pour constater les effets comparatifs des alimens azotés et des alimens non azotés, j'ai reconnu que l'usage de ces derniers augmente sensiblement la quantité d'urine; un chien, par exemple, nourri avec du sucre et buvant une quantité donnée d'eau en vingt-quatre heures urine incomparablement plus qu'un autre chien buvant la même quantité d'eau et nourri avec de la viande. — J'ai souvent fait la même observation sur l'homme. Les personnes qui mangent de la viande pour tout aliment, dans la vue de guérir certaines maladies, sont remarquables par la petite quantité d'urine qu'elles rendent. C'est le contraire pour les personnes qui, par régime, n'emploient que des substances végétales. M. Clouet, connu par ses travaux sur l'acier, ayant voulu juger des propriétés nutritives de la pomme de terre, se nourrit pendant un certain temps avec cette racine seule; au bout de douze à quinze jours il fut pris d'un flux d'urine qui avait quelque analogie avec le diabétès. On aurait encore une preuve évidente de ce que j'avance, en comparant la quantité de l'urine des animaux carnivores avec celle des animaux herbivores ; personne n'ignore qu'elle est très-considérable chez ces derniers, tandis qu'elle est fort petite chez les carnassiers ; on peut opposer sous ce rapport un chat et un lapin à peu près du même volume, et pourtant le lapin ne boit pour ainsi dire jamais. Je reviendrai sur ce point à l'article du traitement de la gravelle ; je me borne ici à établir comme fait, que l'usage des viandes et de tous les alimens analogues tend à diminuer la quantité de l'urine en même temps qu'il y augmente la proportion d'acide urique.

Il est pour ainsi dire inutile d'ajouter que toutes les causes connues pour diminuer la quantité de l'urine, telles que la transpiration cutanée abondante, les sueurs, les évacuations liquides accidentelles, etc., seront favorables à la formation de la gravelle, en mettant plus ou moins d'obstacles à la dissolution de l'acide urique.

Il en est de même du séjour prolongé dans le lit, qui, soit en excitant la transpiration à la peau, soit en rendant plus lent le passage de l'urine, du rein à la vessie, favorise la formation des graviers. Van Swieten a vu un homme qui n'avait jamais eu aucun symptôme de gravelle, être attaqué d'une colique néphrétique calculeuse peu de semaines après la guérison d'une fracture de cuisse, pour laquelle il était resté couché deux mois et demi, sans changer de situation. Cet homme, après une forte douleur, rendit un petit calcul d'une surface inégale, et devint sujet à la gravelle. Des effets semblables pourront avoir lieu si l'on a l'habitude de conserver long-temps l'urine dans la vessie, et si l'urine est d'ailleurs disposée à laisser l'acide urique se solidifier.

CHAPITRE VI.

Influence de la température de l'urine sur le développement de la gravelle.

On vient de voir les principales circonstances qui donnent lieu à la gravelle, à toutes les époques de la vie ; il en est encore une particulière aux vieillards, c'est la diminution de la chaleur animale à mesure qu'on avance en âge. Je me suis assuré en effet par des expériences thermométriques, que passé soixante ans, la température du corps a en

général baissé de plusieurs degrés; il est rare, par
exemple, qu'elle s'élève au-dessus de 36° centig.,
même à l'aisselle et à l'aîne, qui sont les en-
droits les plus chauds de la superficie du corps
et qui suivent presque toujours la température des cavités intérieures.

L'urine qui n'a qu'une chaleur empruntée
au sang et aux organes circonvoisins a donc
nécessairement une température plus basse
chez les vieillards que chez l'adulte. Dans les
expériences que j'ai faites à ce sujet, je l'ai
rarement trouvée au-dessus de 30° centigrad.,
c'est-à-dire 8 ou 10° au-dessous de la chaleur
ordinaire; ainsi en supposant d'ailleurs toutes
les autres circonstances semblables, par cela
seul que son urine est moins chaude, le vieillard est plus exposé à être atteint de la gravelle, puisque son urine est moins propre à
dissoudre l'acide urique.

Peut-être l'action forte et soutenue du froid,
en abaissant la température naturelle du corps,
concourt-elle, dans certains cas, à la production des graviers, parce qu'elle abaisse
celle de l'urine.

CHAPITRE VII.

De quelques causes particulières de la Gravelle.

JE viens d'indiquer les circonstances qui, dans l'état présent de la physiologie et de la chimie, permettent de concevoir comment l'acide urique, formé dans les reins, ne reste pas en dissolution dans l'urine, et se précipite sous la forme de sable ou de calcul. Gardons-nous de croire cependant que la théorie est entièrement satisfaisante sous ce rapport; car nous voyons tous les jours des individus qui, par leur âge, leur régime, leurs habitudes, semblent dans les conditions les plus propres au développement de la gravelle et qui n'en sont point atteints; il existe donc des causes encore inconnues qui facilitent la dissolution de l'acide urique dans les cas même où sa proportion est considérable dans l'urine.

Nous voyons au contraire des personnes qui, par leur régime alimentaire, et leur genre de vie sembleraient ne devoir jamais être atteintes de la gravelle, et qui pourtant en souffrent.

Les exemples en sont très-rares à la vérité ; mais le fait n'en est pas moins certain ; tels sont les pauvres d'un district entre Timbridge-Wels et Lewes , dans le comté de Sussex ; la gravelle est fréquente parmi eux, bien qu'ils soient maigres et qu'ils se nourrissent presque exclusivement d'alimens végétaux et de bière dure (hard beer) (1). M. Scudamore , qui rapporte ce fait , dit que la maladie épargne les autres habitans. Il aurait été à désirer que l'auteur eût constaté si les graviers expulsés étaient formés d'acide urique.

Telles sont encore les personnes qui, chaque fois qu'elles font un violent exercice auquel elles ne sont pas accoutumées, rendent abondamment des graviers avec leur urine. Il n'est pas extrêmement rare de voir le même phénomène avoir lieu chez des personnes sobres et d'ailleurs bien portantes, si elles ont une digestion laborieuse, accompagnée d'éructation, de rapports amers ou acides, de pyrosis, etc. Je connais une dame qui rend environ deux gros de gravier rouge avec son urine le lendemain du jour où il lui est arrivé de manger de la salade. M. Béclard, m'a rap-

______

(1) A treatise on the nature , and cure of gout, and rheumatism , etc., London , 1817.

porté l'histoire d'un individu qui expulse un ou deux petits calculs par l'urètre chaque fois qu'il fait usage de fruits crus.

Ces faits, ou d'autres analogues, n'ont pas échappé à la sagacité de plusieurs auteurs recommandables, et particulièrement aux médecins anglais; mais c'est en vain, je crois, que ceux-ci ont cherché à en donner une explication satisfaisante; en effet, est-on beaucoup plus avancé sous ce rapport en disant que, dans les cas cités, *l'estomac est dans un état morbide*, ou que *ses voies digestives sont surchargées d'acide*, ou bien encore que *le foie ne fait pas bien ses fonctions ?* On est d'autant plus étonné de rencontrer ce langage dans plusieurs ouvrages anglais récens qu'on y voit avec plaisir la médecine se rapprocher de la marche expérimentale suivie maintenant dans la plupart des sciences naturelles.

Je ne considère pas comme cause de la gravelle la dyspepsie qui l'accompagne fréquemment, ainsi que plusieurs autres maladies chroniques; car tout porte à croire que la dyspepsie et la gravelle qui existent simultanément sur le même sujet, sont deux effets des mêmes causes, et ne s'engendrent pas réciproquement.

(31)

Le climat influe-t-il sur la production des affections calculeuses en général ; et sur celle de la gravelle en particulier ? les auteurs l'affirment. Depuis long-temps en effet on a remarqué que les habitans des pays tempérés et humides étaient plus sujets à la pierre, etc. que ceux des pays froids et des contrées équatoriales ; il est très-rare, par exemple, de rencontrer un graveleux dans l'Inde ; tous les médecins qui y ont exercé s'accordent sur ce point. Mais en décidant aussi affirmativement la question, a-t-on séparé comme il convenait ce qui appartient simplement au climat de ce qui a rapport au régime ? ne serait-il pas possible que l'absence des affections calculeuses, dans les pays chauds, tint en partie au régime végétal qu'on sait être plus particulièrement suivi dans ces contrées. Je serais porté à le penser d'après le fait suivant que M. Orfila m'a rapporté :

Les habitans de l'île de Majorque se nourrissent principalement de poissons et autres matières animales ; ils assaisonnent fortement ces substances avec du poivre et autres épices ; leur boisson est un vin généreux dont ils mitigent rarement la force avec de l'eau ; ils font aussi un assez grand usage d'eau-de-

vie, de rhum, de punch, etc. Pendant le séjour de M. Orfila dans cette île, en 1816, il a
remarqué que les affections calculeuses y
étaient très-communes et que l'urine des habitans était en général chargée d'une grande
quantité d'acide urique, qui sortait fréquemment sous la forme de calculs, après avoir
causé de vives douleurs dans les reins et le
trajet des uretères.

Combien d'erreurs ont été et sont encore
répandues sur les causes de la gravelle. On a
cru long-temps, par exemple, que les concrétions pierreuses de quelques fruits, les eaux
séléniteuses, etc. produisaient fréquemment
cette maladie. Ces idées, souvent partagées
par les auteurs les plus respectables, avaient
pour fondement une prétendue similitude de
nature entre les sels calcaires et les élémens
qui composent les graviers et les calculs; mais
les travaux des chimistes modernes ont dé-
truit toute illusion à cet égard, en démontrant
que la matière des calculs n'a le plus souvent
aucune analogie avec les sels à bases de chaux,
et encore moins avec les concrétions des fruits.
En effet, les concrétions lapidiformes des
fruits et particulièrement des poires, qui ont
été regardées comme formées par de la terre

calcaire, et à ce titre nommées pierres; ne
méritent point cette dénomination. Si on les
observe au microscope, elles ne paraissent pas
formées par des couches concentriques, mais
par l'assemblage de particules dures, réunies par
des filamens plus ou moins déliés. MM. Maquart
et Vauquelin les ont étudiées sous le rapport
chimique et ont reconnu qu'elles n'étaient
composées ni par du carbonate de chaux, ni par
du phosphate de chaux, ni par de l'acide urique, comme on l'avait soupçonné, mais par
une matière ligneuse semblable à celle de l'ar-
bre qui produit le fruit, confusément cris-
tallisée, mélangée avec une espèce particulière d'amidon. Ainsi les prétendues pierres des fruits ne sont en aucune manière
capables de produire des calculs. J'ai pu constater d'ailleurs plusieurs fois qu'elles traver-
sent le canal intestinal sans éprouver d'altération.

Les eaux chargées de carbonate de chaux
ne sont pas plusde nature à causer la gravelle que les concrétions dont je viens de
parler. Hales était cependant persuadé que
ces eaux laissaient déposer des particules terreuses dans les vaisseaux excréteurs des reins,

comme elles en déposent le long des canaux
qui les charient; mais bien loin que l'observation confirme cette doctrine, il paraît au
contraire que ces eaux sont utilement employées dans la cure des affections graveleuses,
et qu'elles sont préservatives de ces affections.
Au rapport de Choppart et de Dessault, qui
ont pratiqué la chirurgie dans les plus grands
hôpitaux de Paris, il est très-rare de trouver
un calculeux ou un graveleux dans le village
d'Arcueil, quoique l'eau y soit chargée de carbonate de chaux ; quand on réfléchit en outre
que la matière des calculs n'a aucune analogie avec ce sel, il est impossible de ne pas re-
jeter l'opinion de Hales..

Ce qui vient d'être dit des sels calcaires est
en grande partie applicable au sel de cuisine, regardé, par beaucoup d'auteurs, comme
pouvant causer la gravelle; la différence de
nature qui existe entre cette substance et les
graviers urinaires suffit pour éloigner l'idée
que son usage, son abus même puissent produire rien qui ressemble à la gravelle.

Les diverses questions relatives aux préjugés des savans et des gens du monde, relativement aux causes des affections calculeuses,

ont été développées avec soin par M. W. Henry, dans son excellente dissertation sur l'acide urique (1).

En résumant tout ce qui a rapport aux causes directes ou indirectes de la gravelle, nous voyons qu'elles se réduisent aux suivantes :

1°. L'âge mûr et la vieillesse ;

2°. Un régime trop nutritif, principalement composé d'alimens contenant beaucoup d'azote ;

3°. Le défaut d'exercice du corps, le travail de cabinet, le séjour au lit, etc. ;

4°. L'usage de boire peu, quelle que soit la nature des boissons ;

5°. L'usage des vins généreux et des liqueurs fortes ;

6°. La transpiration, les sueurs abondantes et toutes les évacuations séreuses survenant chez les personnes d'ailleurs disposées à la gravelle ;

7°. L'habitude, mauvaise, de garder long-temps l'urine dans la vessie ;

8°. Des causes particulières dont il est impossible de méconnaître les effets, mais dont

______

(1) Henry's, Dissert. *De acido urico*, 1807.

3*

on ne peut expliquer maintenant la manière
d'agir.

Tout ce qu'on vient de dire sur les causes
de la gravelle ne doit et ne peut s'appliquer
qu'à la gravelle dont le produit est de l'acide
urique. Les causes particulières des graviers
formés par le phosphate de chaux, l'oxalate
de chaux, l'oxide cystique, etc. sont entièrement inconnues ; heureusement que les
exemples en sont très-rares et pour ainsi dire
des exceptions à la règle générale qui apprend
que le dépôt de l'urine des graveleux est formé
par l'acide urique.

CHAPITRE VIII.

*Remarques sur les symptômes de la gravelle,
et sur le lieu où se forment les graviers.*

LE plus souvent celui qui doit être atteint de
gravelle ressent, quelques mois avant son ap-
parition un sentiment particulier de fourmille-
ment, d'engourdissement dans la région des
reins, son urine est foncée en couleur et laisse
déposer, au bout d'une ou deux heures, un

sédiment rougeâtre plus ou moins abondant. Ordinairement on fait peu d'attention à ces premiers symptômes, cependant ils s'accroissent, le sentiment d'engourdissement des reins se change en une véritable faiblesse douloureuse qui varie d'intensité. Le lendemain du jour où elle a été plus forte, une certaine quantité de sable est évacuée avec l'urine. Souvent ces évacuations se font sans douleurs, mais souvent aussi elles sont accompagnées d'un sentiment de chaleur et même de brûlure dans le trajet de l'urine. Dans certains cas plus rares, elles excitent des douleurs très-vives dans la vessie et l'urètre, de l'anxiété, de la fièvre, de l'insomnie, etc., accidens qui ne cessent ou ne se modèrent qu'après la sortie du sable rouge.

Tant que l'évacuation dont nous parlons n'a lieu qu'à des époques éloignées, une ou deux fois l'an, par exemple, on n'est point encore réellement atteint de la gravelle, on y est seulement disposé. Si l'expulsion du sable se fait plus fréquemment, si elle revient plusieurs fois dans le mois, par exemple, qu'elle soit douloureuse ou non, la gravelle existe, mais elle n'est encore qu'à son premier degré. Rarement les choses en restent là; bientôt les douleurs de reins prennent de l'accroissement et sont par instans intolérables; souvent le malade a la conscience d'un corps étranger qui descend dans l'uretère, et qui signale sa progression par une sorte de déchirure de ce canal qu'il parcourt. Presque toujours ce symptôme est accompagné d'envies fréquentes d'uriner, de la rétraction du testicule, de crampes dans les membres inférieurs, de nausées et de vomissemens ; il y a impossibilité pour le patient de garder long-temps la même position; il ne saurait se tenir debout et encore moins marcher, quelquefois même il ne peut supporter le mouvement d'une voiture bien suspendue. Ordinairement ces accidens durent trente-six ou quarante-huit heures; puis ils cessent tout à coup. Enfin, au bout d'un temps plus ou moins long, le plus souvent dans la même journée, le malade s'aperçoit, en urinant, qu'il existe dans l'urètre un corps solide que l'urine entraîne, mais qui gêne son cours et finit cependant par s'échapper et tomber avec elle dans le vase qui la reçoit. Ce corps solide n'est autre chose qu'un calcul dont la marche douloureuse à travers les voies urinaires a été d'autant plus lente et plus difficile que son volume est plus considérable, sa forme plus irrégulière, et les canaux parcourus plus étroits.

Chez les femmes, le passage des calculs par l'urètre présente moins de difficulté à raison du peu d'étendue et de l'extensibilité de ce canal ; mais leur trajet à travers l'uretère n'est ni plus rapide, ni moins douloureuse que chez l'homme.

Rarement les calculs rendus ainsi par l'urètre sont-ils solitaires, presque toujours il en sort successivement plusieurs dont le volume est variable.

Mon intention n'est point de décrire ici les symptômes particuliers à la gravelle, car ils sont généralement bien connus, mais j'en ai dit assez pour tirer cette induction importante dans le traitement de cette maladie, savoir : que la solidification de l'acide urique se fait aussitôt que l'urine est formée, c'est-à-dire, dans les bassinets, et peut-être même, comme semblent l'annoncer les fourmillemens, les douleurs lombaires sourdes que ressentent les malades dans la substance tubuleuse des reins, où chacun sait qu'on aperçoit aisément l'urine avant qu'elle n'arrive aux uretères.

S'il était d'une bonne logique de conclure du particulier au général, on pourrait considérer ce fait comme démontré; car Choppart (1) dit positivement avoir vu de petits graviers dans la substance mamelonnée et tubuleuse du rein. Plusieurs autres auteurs ont fait la même observation.

Rien ne s'oppose cependant à ce que cette solidification ne se fasse soit dans l'uretère, soit dans la vessie, ou même au-delà ; car il peut se faire que certaines causes propres à la produire existent dans ces parties des voies urinaires, tandis qu'elles n'existaient point au rein lui-même.

Une fois les graviers formés dans les bassinets ou ailleurs, ils s'accroissent en recevant à leur surface de nouvelles couches d'acide urique qui se précipitent successivement, comme il est facile de s'en convaincre en les coupant transversalement; on reconnîat alors qu'ils sont presque tous composés de couches concentriques. Plus leur descente est lente et difficultueuse, plus il y a lieu à craindre que leur grosseur n'augmente, et réciproquement, plus leur volume est considérable, plus on doit redouter que leur marche soit lente, et par suite qu'ils n'acquièrent des dimensions encore plus considérables.

(1.) Maladies des voies urinaires.

Le sable rouge à raison de la facilité avec laquelle il parcourt en général tout le trajet des voies urinaires, ne doit pas donner autant d'inquiétudes ; cependant si la quantité d'urine est peu considérable, le sable lui-même ne descend vers l'urètre qu'avec une certaine lenteur ; les particules augmentent de volume et deviennent de petits calculs qui peuvent ensuite se développer comme il vient d'être dit.

Si à cause de son volume, de sa figure irrégulière, ou d'une disposition particulière des voies urinaires, un calcul s'arrête dans un point quelconque du trajet de l'urine, il s'y accroît et met plus ou moins d'obstacle au passage des autres calculs ; c'est le plus souvent ainsi que commencent les calculs des reins et la plupart des pierres de la vessie, qui d'après les analyses chimiques, sont fréquemment composées, en tout ou en partie, d'acide urique.

Les pierres dans les reins, dans les bassinets, les uretères et la vessie ne sont donc le plus souvent que des suites de la gravelle, ou si l'on veut, le troisième degré de cette maladie, dont l'expulsion du sable serait le premier, et celle des calculs le second.

Si les médecins se décident un jour à ne

à ne voir dans les maladies que des modifications des phénomènes de la santé, au lieu
d'abstraction et d'être imaginaires, il sera sans
doute nécessaire de réunir, soit pour l'étude
des symptômes, soit pour le traitement, toutes les suites diverses de la solidification de
l'acide urique dans les voies urinaires.

CHAPITRE IX.

*Indications curatives et Moyens généraux
de traitement de la Gravelle.*

D'APRÈS l'exposé que nous avons fait des causes et des symptômes de la gravelle, il nous
est facile d'établir les principales indications
curatives que présente cette maladie :

*Diminuer la quantité d'acide urique que
forment les reins ;*

Augmenter la sécrétion de l'urine ;

*Empêcher la solidification de l'acide uri-
que en saturant cet acide ;*

Les graviers et les calculs étant formés,

favoriser leur évacuation et tenter leur dis-solution.

Telles sont les quatre indications curatives les plus importantes qu'offre la gravelle. Nous allons les examiner successivement et faire connaître les moyens de les remplir.

§. I.

Indications curatives de la Gravelle.

Diminuer la quantité d'acide urique que forment les reins.

L'existence de l'acide urique dans l'urine étant liée avec l'usage des substances anima-les ou végétales azotées, comme aliment, et la proportion de cet acide étant presque tou-jours en raison de la quantité d'alimens em-ployés; pour diminuer la quantité d'acide uri-que, il suffit en général de diminuer la quan-tité des alimens propres à le produire. Mais, dans certains cas qui ne sont pas rares, il faut pour ainsi dire supprimer entièrement l'usage de ces alimens et les remplacer par des sub-stances alimentaires qui, contenant peu ou point d'azote, ne sont pas de nature à exciter la formation de l'acide urique.

C'est surtout quand l'urine charie du sable rouge, que le premier moyen est efficace; j'ai souvent vu des personnes se guérir d'un semblable état, en cessant de déjeûner à la fourchette et en ne prenant plus le matin que du café, du chocolat ou du thé. Huit ou dix jours après le changement de régime, on s'aperçoit ordinairement que le sable commence à diminuer; il est rare qu'après vingt-cinq ou trente jours l'évacuation de l'acide n'ait pas complétement cessé, pourvu qu'on ne mange pas au dîner de manière à réparer et au-delà la privation qu'on s'est infligée au déjeûner.

En s'astreignant à ce régime, les personnes habituées à déjeûner *solidement* ne doivent pas s'inquiéter de l'espèce de malaise et de la faiblesse qu'elles éprouveront les premiers jours; ces accidens ne sont pour ainsi dire que factices, et sont bien plutôt l'effet d'une habitude rompue que de la privation des alimens; la preuve est qu'ils cessent peu à peu et finissent par disparaître au bout de quelques jours, et qu'ils sont même souvent remplacés par un sentiment de bien-être, de légèreté, de liberté d'esprit qui n'existait pas auparavant.

Ce moyen n'est applicable qu'aux personnes accoutumées à déjeûner avec de la viande; il faut procéder autrement pour celles qui, comme cela est très-fréquent, ne font qu'un repas. Il s'agit alors de les forcer à s'abstenir et à diminuer d'un quart ou de moitié la quantité habituelle de leurs alimens. Ce moyen fort simple et qui produit bientôt la cessation de la formation du sable, est très-difficile à mettre en usage; le dîner est, pour bien des gens, surtout pour les vieillards, l'action la plus importante de la journée; c'est le moment d'une véritable et positive jouissance; conseiller de la diminuer et de la rendre moins longue est souvent mal accueilli; ou bien, si, d'après l'exposé des suites de la gravelle, le malade consent à s'y soumettre et même en prend le matin la résolution, c'est toute autre chose quand il faut mettre le conseil en pratique, l'appétit et les mets sont en présence, un plaisir vif va être senti, les incommodités, le danger sont loin, le médecin a sans doute exagéré; comment résister? J'ai rencontré plusieurs fois des individus qui, persuadés des dangers qu'ils couraient, n'ont pas pu obtenir d'eux-mêmes de diminuer d'une once la quantité de leurs alimens, et cependant, sans exagération, ils mangeaient cinq à six fois plus qu'il ne fallait pour se nourrir convenablement.

On n'éprouve pas tant de difficulté quand il existe des calculs, la douleur et les autres accidens qui accompagnent leur trajet dans les voies urinaires, parlent à chaque instant en faveur du régime, et souvent même rappellent vivement au malade à table la nécessité de se modérer.

Malheureusement cette diminution de la quantité d'alimens suffisante pour faire cesser la formation du sable de l'urine, ne réussit pas aussi bien pour les calculs. Pour peu que le volume et le nombre de ceux-ci soient considérables. Il faut alors recourir à des moyens plus énergiques dont nous allons tout à l'heure parler.

J'ai cependant vu plusieurs individus améliorer sensiblement leur situation par le simple changement de régime. Tel fut entre autres un ecclésiastique belge, qui, tourmenté par une gravelle très-forte, au point de ne pouvoir marcher, ni aller en voiture, d'après mes conseils, diminua beaucoup la quantité de ses alimens. Après un mois de ce nouveau genre de vie, il marchait avec facilité, soutenait parfaitement sa voiture, et commençait à faire de petits voyages à cheval.

Une dame de Paris, âgée de 60 à 65 ans, sujette à la gravelle depuis plusieurs années, lit, dans un journal, une annonce inexacte où l'on me fait avoir trouvé le moyen de guérir la gravelle et la pierre par l'usage du sucre ; sans autres informations, cette dame se mit à manger du sucre en quantité considérable, souvent plus d'une livre par jour ; l'usage de cette substance la força à diminuer considérablement ses autres alimens, au point qu'elle s'en privait presque entièrement ; elle soutint ce régime pendant environ six semaines ; sa gravelle disparaît complétement : elle cesse alors l'usage du sucre qui fatiguait beaucoup son estomac et reprend son premier genre de vie ; au bout de trois mois sa gravelle reparut.

J'ai été consulté, sur la fin de l'année dernière, pour un vieillard qui paraît avoir éprouvé des effets analogues, après avoir suivi la même conduite. Chez lui l'usage du sucre avait aussi débilité l'estomac et rendu les digestions très-pénibles. —

Mais, demandera celui qui veut s'astreindre au régime indiqué, n'y a-t-il pas parmi

les alimens des substances qui puissent remplacer celles dont je me prive et qui n'aient
point les mêmes inconvéniens.

Sans doute, le pain, surtout celui de seigle,
la pâtisserie, les pâtes d'Italie, les légumes
farineux, le riz, les pommes de terre, les
légumes verts, le sucre, etc., peuvent être
employés comme aliment avec avantage, surtout s'ils sont préparés au maigre : le malade
pourra sans crainte en faire usage pour satis-
faire son appétit. Cependant il n'en abusera pas;
car, entre ces substances, il y en a qui, telles
que le pain de froment et la pâtisserie, contiennent une assez grande proportion d'azote.

En suivant ce régime, il faudra éviter les
liqueurs fortes, le vin pur, et boire beaucoup
de boissons aqueuses. Ces liquides rendant
l'urine plus abondante sans accroître la quantité d'acide urique, diminueront relativement
la proportion de celui-ci.

Malgré toutes les précautions, trop souvent
la gravelle persiste, et si elle est très-dou-
loureuse, si les calculs sont volumineux et
multipliés, il est évident que la simple diminution des alimens azotés ne suffit point; il
faut alors s'en priver entièrement, jusqu'à ce
que la gravelle ait disparu ou au moins beau-

coup diminué, à moins qu'on ne préfère recourir à d'autres moyens curatifs dont nous
allons tout à l'heure parler.

Peu de personnes ont le courage de s'astreindre à cette manière de vivre, et de sur-
monter ainsi des habitudes quelquefois con-
tractées dès l'enfance; cependant j'en ai vu
plusieurs suivre ce régime à la rigueur pendant
plus de six semaines; il est vrai que la gravelle qui les travaillait les rendait si souffrans,
qu'ils auraient fait toute espèce de sacrifice
pour s'en débarrasser.

Pour donner une idée de ce que peuvent
faire en ce genre les accidens de la gravelle,
je citerai le passage d'une lettre écrite par un
magistrat de province, grand amateur de la
table; il était tourmenté de gravelle et je lui
avais conseillé le régime non azoté dans
toute sa rigueur

« Le matin je prends en me levant une tasse
de thé léger, et dans la matinée, de l'orgeat
à l'eau froide (1) ; je dîne à midi avec des lé-

(1) A cette époque le travail de M. Vogel et celui de
M. Boullay, sur les amandes, n'avaient point encore
paru; j'ignorais que l'orgeat fût une substance azotée, et
je la conseillais comme non azotée. Nouvelle preuve
de l'utilité des connaissances chimiques en médecine.

gumes et des fruits, en buvant plusieurs verres d'eau mêlée avec du vieux vin blanc de
Bordeaux, et au dessert, deux ou trois petits verres purs ; l'après midi, vers cinq heures, je bois de l'eau sucrée ; le soir je mange
du riz ou de la bouillie de blé noir , et quelquefois de gruau , le tout accommodé avec le
beurre et l'eau , je bois encore à ce repas du vin
blanc coupé ; avant de me mettre au lit , je
prends un verre ou deux d'eau sucrée. Je n'ai
pu me procurer du pain de seigle qu'à compter
du 11 septembre ; c'est là la seule partie du
régime qui me coûte un peu, attendu que j'ai
toujours été un grand mangeur de pain blanc
de froment et que d'ailleurs cette année (1816)
le seigle ayant été récolté humide , la qualité
du pain en souffre beaucoup.

» Sans doute, ajoutait le même malade, le
régime est extrêmement sévère ; mais si je suis
assez heureux pour qu'il me préserve, par la
suite , de cette maladie et des cruels accidens
qu'elle entraîne, ce sera un bon marché ; car,
en définitif, si une bonne cuisine est un plaisir, la santé ne lui est-elle pas mille fois pré-
férable. »

Les souhaits de ce malade n'ont point été
déçus ; au bout de six semaines de régime, les

graviers et les sables ont fini par disparaître, et je pense qu'ils ne se sont plus montrés depuis cette époque, car il ne m'a plus écrit.

Un fait que je ne dois pas omettre, c'est que cet individu, après douze à quinze jours du régime, urinait en abondance et hors de proportion avec la quantité de boisson dont il faisait usage; circonstance qui n'a pas peu contribué sans doute à le débarrasser de sa maladie. Nous avons vu un phénomène semblable dans les expériences sur les effets de la nourriture non azotée chez l'homme et les animaux. Ceci nous conduit à parler du second moyen curatif de la gravelle.

§. II.

Indications curatives de la Gravelle.

Augmenter la sécrétion de l'urine.

Le moyen le plus simple et qui se présente de lui-même pour rendre l'urine abondante, c'est de boire beaucoup, surtout des boissons aqueuses connues pour être puissamment diurétiques. Ce moyen est en effet la ressource de la plupart des graveleux qui, pour diminuer la quantité des graviers, ou pour favoriser

leur expulsion, boivent abondamment et uri-
nent à proportion. Plusieurs parviennent, par
ce seul moyen, et sans changer de régime, à
rendre les évacuations de calculs très-rares,
et quelques-uns sont assez heureux pour les
faire cesser entièrement.

Pour produire ces effets, peu importe d'ailleurs la nature des boissons, pourvu que l'eau
en soit la base; aussi y a-t-il un grand nombre
de décoctions, d'infusions végétales, d'eaux
minérales, etc., vantées comme spécifiques
des affections graveleuses; telles sont la décoction de chiendent, celle de queue de ce-
rise, celle de raisin d'ours, de pariétaire, de
saxifrage, de pariera brava, de graine de lin,
etc., telles sont encore la bière légère pure ou
étendue d'eau, les eaux de Spa, de Contrexeville, de Luxeuil, de Bussang, etc. Toutes ces
boissons, dans lesquelles on ajoute souvent du
sel de nitre, excitent l'action des reins et
rendent ainsi l'urine abondante. C'est probablement de la même manière qu'agissent les
eaux naturelles ou artificielles très-chargées
d'acide carbonique.

Ce n'est pas que ces diverses boissons puissent être indifféremment employées dans tous
les cas, car telle convient au goût, à l'es-

tomac de certains malades , et produit un effet diurétique prononcé , qui répugnera , sera indigeste , et point du tout diurétique pour d'autres. Il faudra donc faire un choix et s'arrêter de préférence à celle qui sera agréable au goût , qui ne pesera point sur l'estomac et qui produira l'effet diurétique le plus marqué , sans avoir égard d'ailleurs à la nature de la boisson.

Une fois qu'on a trouvé le liquide qui réunit les qualités désirées ; il faut que le malade en prenne en grande quantité. Cinq ou six pintes par jour ne doivent point paraître trop, surtout si la gravelle est intense. La quantité pourra être moindre dans les cas où la gravelle ne se montrerait naturellement qu'à intervalles éloignés.

L'inconvénient le plus à craindre dans le mode de traitement, c'est l'affaiblissement de l'action des organes abdominaux , l'appétit se perd , les digestions deviennent laborieuses , une faiblesse générale s'empare du malade ; ces divers accidens obligent de modérer la quantité de boisson et de choisir celles qui sont aromatiques, et par conséquent moins débilitantes pour l'estomac.

J'ai plusieurs fois fait cesser les dérangémens produits par cette cause, en donnant les boissons à la glace.

Telle est la quantité d'acide urique formée de la plupart des cas de gravelle, et telle est le peu de solubilité de cette substance, que, quelle que soit l'abondance de l'urine, elle n'est jamais assez grande pour tenir en dissolution l'acide urique, et par conséquent pour prévenir la formation des graviers.

Ce facheux résultat sera d'autant plus senti, que le régime sera plus nutritif, et que l'acide urique sera en plus grande proportion. On a dit plus haut que ce régime a aussi pour effet de diminuer la quantité relative de l'urine, et l'on vient de voir tout à l'heure que le régime végétal ou non azoté produit justement l'effet opposé, c'est-à-dire, qu'il augmente la quantité de l'urine indépendamment de la quantité de boisson.

Rappellerai-je ici ce que j'ai dit à l'article des causes de la gravelle, c'est que les vins généreux, les liqueurs fortes de tous genres, le café, le thé, le punch, excitent bien moins l'action des reins que les boissons aqueuses et les vins légers; il faudra tenir compte de cette propriété des boissons alcoholiques dans les conseils qu'on donnera aux graveleux, on ne leur en permettra l'usage qu'autant qu'ils consentiront à les étendre d'une très-grande quantité d'eau, et à les rendre ainsi plus propres à d'exciter la sécrétion de l'urine.

Pour remplir la seconde indication curative de la gravelle, il suffit donc de boire beaucoup de boissons aqueuses, de boire peu de vins généreux, de liqueurs alcoholiques, et de modérer la quantité des substances animales dans le régime, et de les remplacer, autant que possible, par des substances non azotées.

Lorsque le régime peu azoté et des boissons abondantes ne suffisent point pour s'opposer avec succès à la solidification de l'acide urique, dans les voies urinaires, il faut recourir à un moyen que la chimie et la physiologie ont fait connaître, et qui consiste à faire combiner l'acide avec des bases alcalines ou terreuses de manière à former des sels beaucoup plus solubles que ne l'est l'acide urique lui-même. C'est là le troisième moyen curatif de la gravelle.

§. III.

Indications curatives de la Gravelle.

Saturer l'acide urique.

Chacun sait que certaines substances alimentaires ou médicamenteuses portées dans
l'estomac, donnent très-promptement à l'u-
rine des qualités particulières, qu'elles en al-
tèrent l'odeur, comme les asperges, ou la
couleur, comme la rhubarbe ; plusieurs substances salines passent sans altération dans
l'urine avec la même promptitude. Darwin
ayant fait prendre à un de ses amis quelques
grains de nitrate de potasse, examina son
urine une demi-heure après et y trouva le sel ;
j'ai souvent fait les mêmes observations sur
l'homme et les animaux, soit avec le nitrate de
potasse, soit avec d'autres sels, tels que le
prussiate de potasse, substance très-com-
mode pour ce genre d'expérience, parce qu'il
est très-facile d'en reconnaître les quantités
les plus petites dans l'urine (1).

(1) La rapidité du passage des boissons et des mé-
dicamens de l'estomac à la vessie a paru de tous temps
merveilleuse, et l'on a fait un grand nombre d'hypo-

Mais des sels comme le nitrate, le sulfate, le prussiate de potasse, quoiqu'ils passent rapidement par les voies urinaires, après avoir été introduits dans l'estomac, ne sont pas propres à saturer l'acide urique; l'affinité de leurs bases avec les acides y est trop grande pour qu'il arrive aucune décomposition lorsqu'ils sont en contact avec ce principe. Il n'en est pas ainsi des carbonates alcalins, où les bases sont excès, et qui offrent ainsi les conditions convenables pour se combiner avec l'acide urique; en effet, lorsque ces sels se trouvent en rapport dans l'urine avec cet acide, il y a une réaction chimique par laquelle les carbonates sont décomposés,

thèses pour en rendre raison. De nos jours plusieurs physiologistes la regardent comme inexplicable. Comment les boissons peuvent-elles passer aussi rapidement à travers les vaisseaux chylifères, les glandes mésentériques, les racines du canal thoracique, ce canal lui-même, et suivre ensuite les organes de la circulation? Cette objection est en effet sans réplique; aussi les boissons et autres substances absorbées ne suivent-elles pas cette route. Elles sont prises par les veines sanguines intestinales et transportées directement dans les organes de la circulation, comme je l'ai démontré par une série d'expériences. Voyez mon ouvrage de physiologie, tome 2.

l'acide urique se porte sur l'excès des bases, et forme des urates avec d'autant plus de facilité qu'il faut une très-petite quantité de base pour le saturer.

Lorsque l'acide urique sera saturé, toutes les craintes pour la formation du sable ou des calculs ne seront pas éloignées, car les urates ne sont solubles que dans un excès de bases, et sont décomposés par les acides les plus faibles; il faut donc entretenir un excès d'alcali dans l'urine, si l'on veut que les urates ne se précipitent et ne forment point une nouvelle espèce de gravelle qui n'aurait pas moins d'inconvénient que la gravelle ordinaire.

Pour produire ce second effet, il ne s'agit donc pas seulement de faire parvenir les carbonates alcalins dans les voies urinaires, mais d'en faire arriver la quantité suffisante pour que tous les acides de l'urine soient saturés, et qu'il y ait encore une certaine quantité de carbonate non décomposé. On reconnaîtra aisément que cet effet sera produit quand l'urine cessera de présenter les qualités acides, et deviendra au contraire alcaline.

Ce résultat important est facilement et promptement produit sur les animaux carnassiers dont l'urine, semblable à celle de l'homme, est acide. J'ai vu plusieurs fois, par exemple, celle des chiens être sensiblement alcaline deux heures après que ces animaux avaient avalé une certaine quantité de carbonate à base de chaux, de soude ou de potasse; le même phénomène n'est pas plus difficile à produire chez l'homme.

Si les carbonates produisent ce résultat, à plus forte raison les alcalis purs auront-ils le même avantage; en effet, l'expérience a appris depuis long-temps, que la potasse et la soude pures, convenablement étendues d'eau, se combinent avec l'acide urique aussi-tôt qu'elles sont parvenues dans les organes urinaires; on obtient de semblables effets avec la chaux.

La véritable théorie de l'influence des al-calis et des terres sur les acides de l'urine, et particulièrement l'acide urique, est due à la nouvelle chimie; mais le fait lui-même avait été constaté long-temps auparavant.

Au commencement du dix-huitième siècle, une Anglaise, la demoiselle Stephens, née de parens honnêtes, dans le Berkshire, s'étant occupée, dès sa jeunesse, à composer des re-mèdes pour les pauvres, trouva par hasard que l'usage intérieur des coquilles d'œufs, sé-

chées au four, calcinées fortement et exposées ensuite long-temps à l'air, était très-
avantageux aux personnes attaquées de la
gravelle ou de la pierre. Sa méthode con-
sistait d'abord à en donner trois doses, environ
deux gros de poudre de coquille d'œuf (on
sait que l'enveloppe calcaire des œufs est principalement formée de carbonate de chaux) ;
comme ce remède produisait une forte consti-
pation, elle y ajouta plus tard une demi-once
de savon en décoction, elle croyait aussi cette
substance propre à la dissolution des calculs ;
enfin, pour éviter qu'on ne découvrît son secret,
elle mêla à la chaux et au savon des coquilles
de colimaçon, du charbon de corne de cerf,
du fenouil, de la bardane, etc. Il y eut tant de
guérisons avérées faites par ce remède, que
la demoiselle Stephens s'adressa au parlement,
en 1739, afin d'obtenir une récompense en
rendant son remède public. Vingt-deux com-
missaires pris parmi les personnes les plus
recommandables, furent nommés ; ils firent
les essais et expériences convenables et dé-
clarèrent qu'ils étaient *convaincus par l'expérience, de l'utilité, de l'efficacité et de la
vertu de ce remède* (1), en conséquence la

(1) Actes du parlement, 1739.

demoiselle Stephens reçut, comme récompense, 5,000 liv. sterl., ou 114,000 fr. de no-
tre argent; ses moyens curatifs furent publiés
et chacun put constater par lui-même leur
efficacité.

Entre les médecins qui firent des recherches à ce sujet, il faut citer Morand, de Paris.
Dans deux mémoires présentés à l'académie
des sciences, l'un en 1740, et le second l'année suivante, il donna un nombre considérable d'observations, qui furent presque toutes en faveur des remèdes. La plupart des
graveleux qui en firent usage furent complétement guéris, ou beaucoup soulagés.

Plusieurs autres savans connus, tels que
Hales, Hartley, Whitt, etc. etc. firent des
observations et des expériences sur ces remèdes, et constatèrent, chacun à leur manière,
les bons effets des alcalis et des terres sur les
affections calculeuses urinaires.

Ces idées, sur le traitement de la gravelle,
prirent encore plus de consistance après la
rénovation de la chimie. Alors la chaux, le
carbonate de potasse, celui de soude, etc.
furent mis en usage pour combattre cette maladie, et souvent les succès les plus évidens
furent obtenus par ces moyens.

En même temps que la chimie constatait les bons effets des substances alcalines et terreuses pour saturer l'acide urique, elle faisait apprécier à leur juste valeur plusieurs prétendus lithontriptiques préconisés depuis plus ou moins long-temps ; de ce nombre étaient la décoction de raisin d'ours, le jus d'ognon, le suc de limon, le pétrole, le sang de bouc, les cloportes, etc. ; elle fit voir que ces substances ne pourraient être avantageuses que comme diurétiques.

L'un des premiers traitemens par les carbonates alcalins à fortes doses fut fait par le célèbre Mascagni et sur sa personne. Voici comment il s'exprime à ce sujet dans les Mémoires de la Société italienne pour l'année 1804 :

« Depuis quelques années j'étais sujet à des douleurs dans la région des lombes, et je rendais de temps en temps des graviers d'un jaune d'ocre ou de couleur de brique. Sachant qu'on avait fait usage en pareil cas d'eau alcaline gazeuse, j'en pris plusieurs fois et je m'en trouvai bien (1). J'imaginai que j'obtiendrais de plus grands effets du carbonate de potasse.

(1) L'eau dont parle ici Mascagni est l'eau de Seltz, *aqua alcalina mofetica*, elle contient du carbonate de soude.

Au mois d'octobre 1798, j'exposai une dissolution de carbonate de potasse à l'action de
l'acide qui se dégage des raisins pendant la
fermentation, et je fis ainsi provision de carbonate de potasse bien saturé.

» Dans les mois d'août et septembre 1799,
ayant été *forcé à une vie sédentaire*, je fus
cruellement atteint de douleurs dans les reins,
et je rendais une quantité considérable de
graviers dont quelques-uns, à raison de leur
poids, pouvaient être regardés comme de
vrais calculs ; ils étaient rougeâtres et cristal-
lisés, ils se déposaient au fond du vase toutes
les fois que je rendais de l'urine ; on en dis-
tinguait les faces brillantes à travers le liquide
qui était transparent. J'étais aussi sujet à une
surabondance d'acide dans l'estomac, qui
se faisait sentir dans la bouche. J'examinai
mon urine et j'y trouvai un acide libre que
je reconnus, ainsi que les graviers, pour être
de l'acide urique.

» M'étant ainsi assuré de la nature de ces
graviers que je rendais, je résolus de faire
usage du carbonate de potasse et d'observer ce
qui arriverait. J'en pris le premier jour environ une dragme, moitié le matin à jeun, et moitié au coucher du soleil. Je dînais à une heure

après midi. Ce sel, dissout dans dix onces d'eau, avait très-peu de saveur; il ne causa aucune altération dans l'estomac ni dans les intestins ; mais dès que je l'eus avalé il occasiona un dégagement considérable de gaz acide carbonique qui le fit sentir à la bouche, et le fit sortir par l'anus.

» Le second jour, j'en pris la dose de deux dragmes; le troisième, trois dragmes (1), et je continuai ainsi pendant dix jours, en faisant la dissolution dans vingt onces d'eau.

» Avant de faire usage du carbonate, mon urine était très-acide et faisait passer promptement au rouge le papier de tournesol; je soumis à la même épreuve celle que je rendais, et je m'aperçus, dès que je commençai à faire usage du sel, de la diminution d'intensité de la couleur du papier. *Le second jour celui-ci n'éprouva que très-peu d'altération; il n'y en eut aucune le troisième jour.* L'acide de mon urine était donc saturé. A cette époque les douleurs de reins diminuèrent, et je ne rendis plus de graviers avec l'urine. Dans la suite, les douleurs cessèrent entièrement,

____

(1) Le dragme de Florence équivaut à environ 64 de nos grains.

l'urine devint moins chargée, et *j'y reconnus la potasse en excès.*

» Je cessai l'usage du carbonate de potasse, et je fus quelques mois sans rendre de graviers. Ayant depuis été attaqué du même mal, j'eus recours au même remède et j'en obtins les mêmes bons effets. J'ai répété cette expérience médico-chimique toutes les fois que j'ai ressenti la même incommodité, et toujours avec succès. Il y a présentement deux ans que je ne rends plus de graviers quoique je ne prenne plus de sel de potasse. »

Cette observation de Mascagni est d'autant plus intéressante que tout ce qui y a rapport aux causes, aux symptômes et au traitement de la gravelle, y est présenté avec une clarté et une précision dignes d'éloges. Il faut surtout y remarquer le changement survenu dans l'acidité de l'urine dès les premiers jours de l'usage du sel de potasse, et la cessation des accidens aussitôt que l'urine est devenue alcaline.

Le mode d'administrer les carbonates est fort simple, mais demande cependant quelques éclaircissemens. Les carbonates de soude, et de potasse étant solubles dans l'eau, en toutes proportions, peuvent indistinctement être donnés en dissolution dans une grande quantité de véhicule, en dissolution concentrée et même sous la forme solide; il n'en est pas ainsi du carbonate de chaux et du carbonate de magnésie, qui ne sont point solubles; on est obligé de les faire prendre sous la forme pulvérulente ou de les suspendre dans l'eau au moyen d'un mucilage. Leur insolubilité les rend en général moins efficaces que les précédens, quelquefois même ils ne sont point absorbés et forment, dans le canal intestinal, des concrétions qui peuvent causer des accidens graves.

La dose des divers carbonates ne doit pas être non plus la même; celui de chaux et celui de magnésie peuvent être portés à plusieurs gros en vingt-quatre heures; quelques personnes en prennent jusqu'à une once dans le même intervalle. L'emploi des carbonates de soude et de potasse demande plus de circonspection; si la quantité dépasse vingt-quatre ou trente-six grains en vingt-quatre heures, le plus souvent l'estomac est dérangé de ses fonctions, et des vomissemens surviennent quelquefois: il n'est

d'ailleurs pas très-rare que ces accidens ar-
rivent même quand la dose n'a pas été aussi
considérable.

Plus de précautions doivent encore être
prises relativement à la soude et à la potasse ; ces deux alcalis, à raison de leur
causticité, ne peuvent être administrés qu'é-
tendus d'une quantité d'eau assez grande pour
qu'ils ne fasse sentir à la langue qu'une légère
impression. Les malades peuvent prendre,
dans un jour, jusqu'à une livre de cette dissolution sans aucun inconvénient.

La chaux pure s'administre de la même fa-
çon ; mais la dose de sa dissolution peut être
élevée jusqu'à deux livres ; l'eau de chaux ordinaire est propre à cet usage.

Quant à la magnésie, dont M. Brande a
plus particulièrement fait connaître les bons
effets, quand les autres moyens ont échoué ;
elle peut être prise sous toutes les formes et
pour ainsi dire à toutes les doses ; en poudre,
en suspension dans l'eau, en pastilles ou en
bols, depuis dix grains jusqu'à une once et
plus en vingt-quatre heures.

Quoique plusieurs eaux minérales contiennent des carbonates terreux ou alcalins, et
qu'elles puissent être utilement employées

pour combattre la gravelle; il est difficile
qu'elles puissent saturer entièrement l'acide
urique, à raison de la petite quantité de carbonate qu'elles contiennent. Aussi leur action la plus évidente est-elle d'exciter la sécrétion de l'urine.

On demandera peut-être laquelle des substances que je viens de désigner est préfé-
rable, c'est-à-dire, a des effets plus pronon-
cés et présente le moins d'inconvéniens. Il est
difficile de répondre à cette question; chacune
compte des résultats avantageux en sa faveur;
mais il n'en est aucune qui n'ait dû être suspendue, soit parce qu'elle fatiguait l'estomac,
soit parce qu'elle causait des évacuations alvines trop abondantes, soit enfin parce qu'elle
excitait des douleurs vives dans les voies urinaires, et particulièrement dans la vessie et
l'urètre; l'art de les employer consiste à en
continuer l'usage aussi long-temps qu'il est
efficace, à le cesser aussitôt qu'il se mani-
feste quelque effet désavantageux, et enfin à
les remplacer habilement l'une par l'autre;
car tel individu qui ne pourra supporter quelques grains de carbonate de soude, s'accom-
modera très-bien de celui de potasse et de
même pour les autres substances désignées.

Mais quelle que soit celle que l'on emploie, il faut qu'elle ait pour effet évident l'alcalinité de l'urine, sans quoi on n'en pourra rien espérer pour la cure de la gravelle, du moins elle ne produira aucun résultat dont la théorie rende raison. Si elle produit quelque amélioration, il faut alors la considérer comme simple moyen empirique.

Sous le point de vue physiologique, les propriétés alcalines que prend l'urine par l'usage des carbonates, des alcalis et des terres, méritent de fixer l'attention. Toute la surface du canal intestinal étant enduite d'un acide assez fort qui s'y renouvelle continuellement, il est d'abord assez difficile de concevoir comment les alcalis ne se combinent point avec cet acide, et comment les carbonates ne sont point décomposés; ces combinaisons ont lieu en effet comme la théorie l'indique ; mais à raison de la petite quantité d'acide contenu dans l'estomac et l'intestin grêle, et de la promptitude de l'absorption, la plus grande partie des carbonates ou des autres substances alcalines est absorbée et passe dans le sang avant d'être attaquée par l'acide des organes digestifs.

Une fois mêlés au sang, il ne peut plus arriver

aucune décomposition des sels ni de saturation des bases, car le sang étant lui-même
alcalin, n'offre aucune des conditions chimiques propres à produire un semblable résultat.

Il ne serait pas aussi facile d'expliquer le
passage d'un acide de l'estomac à la vessie ;
car dès que celui-ci est arrivé dans les veines et
mêlé au sang, il doit nécessairement se combiner avec l'excès d'alcali du sérum, aussi le fait
du passage des acides du canal intestinal dans
l'urine est-il encore douteux. Les expériences
sur lesquelles les auteurs s'appuient pour l'admettre ne me paraissent pas suffisantes. En effet,
de ce que l'on a extrait de l'acide carbonique de
l'urine d'un homme qui avait bu de l'eau satu-
rée par cet acide, il ne s'ensuit pas rigoureusement que l'acide de l'urine était celui qui avait
été porté dans l'estomac, car l'urine contient naturellement de l'acide carbonique. Ce n'est pas
que je regarde ce transport comme impossible, j'en voudrais seulement des preuves plus
évidentes. J'ai essayé plusieurs fois de faire
cesser l'alcalinité de l'urine en donnant aux
malades soit des acides minéraux, soit des
acides végétaux à fortes doses, et je n'ai jamais pu obtenir ce résultat d'une manière
non équivoque.

Toutefois , l'emploi des alcalis, comme moyen curatif de la gravelle, est un de ceux dont les effets sont les plus marqués et les plus prompts ; le soulagement qu'il opère dans certains cas est étonnant, j'ai vu, par son secour, des accès de colique néphrétique calculeuses être calmés en quelques heures ; il est encore moins rare que cet effet ait lieu du jour au lendemain ; mais il faut dire aussi que si le régime n'est point changé, que si en général les causes de la gravelle ne sont pas éloignées par les moyens indiqués, l'emploi des carbonates terreux ou alcalins, des alcalis, etc. ne peut être considéré que comme un palliatif dont les effets finissent même par devenir nuls au bout d'un certain temps.

§. IV.

Indications curatives de la Gravelle,

Favoriser l'expulsion du sable et des calculs, et tenter leur dissolution.

Cette indication curative de la gravelle n'est pas moins importante que les précédentes, et quelquefois elle le devient bien davantage : c'est en effet parce que les sables et calculs ne sont pas facilement expulsés, que la gravelle s'accompagne d'accidens graves, tels que douleur, fièvre, vomissement, suppression d'urine, hémorrhagie, etc., et c'est parce que les concrétions sont retenues, soit dans les bassinets, soit dans les uretères ou la vessie, que cette maladie peut devenir mortelle.

Dès l'instant donc que l'embarras, la gêne, la douleur, dans la région lombaire, ou l'expulsion d'une petite quantité de sable, etc. annonceront qu'il existe quelques concrétions urinaires formées dans les reins, il faudra mettre tout en œuvre pour en procurer l'expulsion, ce qui ne contrariera en rien les moyens à prendre pour prévenir la formation des nouvelles matières de ce genre, car les uns et les autres se favorisent réciproquement.

L'expulsion du sable est celle qui présente ordinairement le moins de difficultés; le volume médiocre des grains, la facilité de leur déplacement par une petite quantité d'urine, le peu d'obstacle que mettent à leur progression les inégalités ou l'étroitesse des voies urinaires, la propriété de rester en suspension dans l'urine, pourvu que celle-ci soit chargée de mucus, etc., tout concourt à favoriser leur évacuation; aussi, suffit-il, dans la plupart des cas, de boire une certaine quantité de boisson aqueuse ou même d'eau pure pour que leur expulsion ait lieu sans difficulté.

Beaucoup de graveleux obtiennent cet avantage, en buvant, à différentes époques de la journée, mais particulièrement le soir et le matin, soit un grand verre d'eau pure, soit une égale quantité d'eau minérale diurétique telle que Seltz, Luxeuil, Contrexeville, etc.; soit un verre ou deux de bière légère, soit enfin du vin étendu de beaucoup d'eau.

Avec cette précaution très-simple, quelques uns des malades dont je parle peuvent continuer un régime succulent, jouir de tous les plaisirs de la table, et en général s'exposer pour ainsi dire impunément aux causes qui produisent la gravelle; mais il en est beaucoup qui ne sont pas aussi heureux, et qui doivent se modérer sur leur régime et en général suivre les moyens précédemment indiqués, pour diminuer la quantité d'acide urique.

—S'ils ne suivent pas cette méthode, ils sont continuellement tourmentés par des douleurs dans les reins, une agitation, une inquiétude générale; ils ne peuvent dormir, et cet état se prolonge des mois entiers. Quelques-uns retirent momentanément du soulagement des bains ordinaires, de l'application des sangsues, des saignées générales ; mais le véritable moyen de modérer ou mieux encore de faire cesser ces accidens, c'est le changement de régime indiqué.

D'ailleurs si les malades ne prennent pas ce parti salutaire, le sable n'est plus la seule matière qu'ils évacuent ; les calculs se forment et produisent tous les inconvéniens attachés à leur passage à travers les voies urinaires.

Certains graveleux, assez heureux pour que leur urine n'ait jamais formé que du sable, se croient en sûreté contre les calculs rénaux ou vésicaux, et contre les accidens fâcheux qui résultent de l'obstruction des uretères, par les calculs ; et prennent occasion de là de ne suivre aucun régime. Leur opinion n'est point fondée et leur sécurité peut leur devenir funeste ; il n'est pas rare que des calculs se forment après plusieurs années de simple formation de sable ; et d'ailleurs on a des exemples authentiques de malades chez qui les uretères se sont complétement obstrués par la seule accumulation de graviers très-fins.

S'il est important de favoriser l'expulsion du gravier, à plus forte raison doit-on prendre tous les moyens possibles pour évacuer les calculs formés dans les voies urinaires : leur volume, leur nombre, les formes irrégulières qu'ils affectent quelquefois, les aspérités et leur surface, etc. etc., sont autant de causes qui rendent leur progression difficile et qui produisent souvent leur rétention.

On rencontre cependant des graveleux qui, depuis dix, quinze ans, et même davantage, rendent périodiquement des calculs souvent même d'un volume assez grand, et qui n'en sont pas beaucoup incommodés, si ce n'est une gêne plus ou moins marquée dans le cours de l'urine, au moment de la sortie du calcul ; ces individus sont privilégiés, leurs uretères ont probablement une largeur considérable, ainsi que l'urètre ; les calculs qu'ils rendent ne sont point de forme irrégulière, et surtout il n'y a point chez eux, cette susceptibilité nerveuse qui fait, d'une irritation légère, une véritable maladie, comme il n'est pas rare de l'observer chéz d'autres individus.

Mais, lors même que les calculs sortiraient avec la plus grande facilité et sans causer de douleur, il est prudent de boire tous les jours une certaine quantité de liquide aqueux, qui rende l'urine plus abondante, car il peut se faire, que faute de suivre cette conduite, un calcul ne soit arrêté et ne cause des accidens.

Les graveleux qui sont dans le cas dont je parle, retireront aussi de l'avantage de l'exercice à pied ou à cheval, et dans des voitures un peu rudes; les secousses qu'ils éprouveront seront favorables à la progression des calculs; ces moyens ne sont pourtant applicables qu'autant que les graveleux ne ressentent pas de douleurs vives dans les reins ou les uretères, car alors l'irritation qu'ils occasioneraient serait nuisible.

C'est pour produire un effet analogue qu'il faut conseiller aux graveleux de prendre de temps à autre un vomitif. La pression forte et soutenue que les muscles abdominaux exercent sur les viscères de l'abdomen pendant les efforts pour vomir, doit, il est aisé de le concevoir, contribuer à la marche des calculs vers la vessie et l'urètre; l'emploi de ce moyen aura en outre l'avantage de remédier à la mauvaise disposition des organes digestifs, ou dispepsie, qui se rencontre si fréquemment chez les personnes atteintes de gravelle.

Tous les graveleux sont loin de présenter cette évacuation non douloureuse des calculs; le plus souvent elle s'accompagne des accidens que nous avons indiqués plus haut, c'est-à-dire, de douleur très-aiguë dans les reins et les uretères, de fièvre, d'agitation, d'insomnies, d'efforts de vomissemens, de crampes dans les membres inférieurs, de rétraction des testicules, d'envies fréquentes et infructueuses d'uriner et d'aller à la garde-robe, etc. et tous ces accidens durent pendant le trajet des calculs à travers les bassinets et les uretères. Ici le médecin doit non-seulement favoriser la sortie des calculs par les boissons et les autres moyens déjà indiqués, mais encore s'occuper de calmer les accidens d'irritation par tous les moyens propres à les combattre.

La diète la plus rigoureuse, les saignées générales, les sangsues, les ventouses scarifiées et non scarifiées, les bains locaux et généraux, les fumigations, les fomentations émollientes, tels sont les principaux moyens à mettre en usage, en les proportionnant avec le plus grand soin à l'intensité du mal, à l'âge, au tempérament, aux forces du malade, etc.

Ordinairement leur emploi est promptement suivi d'un plein succès; au bout de trente-six ou quarante-huit heures les accidens diminuent par degré, la fièvre s'apaise, la douleur diminue, le sommeil reparaît, l'urine reprend son cours et entraîne avec elle un ou plusieurs calculs; quelquefois aussi les accidens se prolongent davantage, dix et quinze jours par exemple, et nécessitent de continuer l'usage des moyens dont je viens de parler.

Il est de la plus haute importance que la diminution ou la cessation des accidens soit accompagnée de l'expulsion d'un ou plusieurs calculs, car si le contraire arrivait, tout porterait à croire que les calculs produiront bientôt de nouveaux accidens aussi graves que les premiers, et qu'ils pourront devenir l'occasion d'accidens plus graves encore.

Si donc il n'arrive aucune évacuation de matière graveleuse, après un accès d'accidens néphrétiques, le médecin doit mettre tout en usage pour déterminer l'expulsion des calculs retenus; les boissons diurétiques, les bains, les fumigations, seront continués; on pourra y joindre avec avantage des frictions sèches sur la région dorsale et l'abdomen, et faites en général de manière à aider la descente d'un calcul à travers l'uretère ; on devra conseiller la promenade à pied, en voiture et même à cheval, si les douleurs du malade le permettent ; les secousses qui accompagnent ces divers modes d'exercices aideront la sortie des calculs.

C'est dans la même intention qu'il faut conseiller un ou plusieurs vomitifs ; on a vu plus d'une fois leur emploi produire l'expulsion de calculs qui avaient résisté à tous les autres moyens.

Si le siége de la douleur annonce que le calcul a parcouru l'uretère et s'est arrêté à son extrémité inférieure, il serait convenable alors d'essayer, par des moyens mécaniques, à le faire tomber dans la vessie. Ce résultat peut être obtenu, soit en introduisant une sonde métallique dans la vessie, soit en portant un doigt dans l'anus de manière à imprimer quelques secousses ou déplacemens favorables au bas fond de la vessie.

Les mêmes moyens pourraient être employés avec succès, si un calcul d'un très-petit volume s'était engagé dans quelque excavation de la vessie et s'y trouvait retenu.

D'autres procédés devraient être mis en pratique dans le cas où le calcul se serait arrêté dans l'urètre, des pressions méthodiques faites le long de l'uretère, des injections huileuses et émollientes dans ce canal, et surtout des boissons abondantes ont souvent suffi pour chasser le calcul; quelquefois aussi il a fallu recourir aux moyens chirurgicaux et extraire directement le calcul.

Malgré tous ces moyens, les calculs peuvent ne point être évacués et rester dans les bassinets, les uretères, la vessie, etc., où ils ne tarderont pas à s'accroître par l'addition successive de nouvelles couches d'acide urique ou de sels urinaires, le médecin n'a plus alors qu'à faire tous ses efforts pour empêcher leur accroissement et même pour en produire la dissolution.

Il sera d'autant plus important de ne pas négliger ces indications curatives secondaires, qu'en supposant l'urine parfaitement saine, la seule présence d'un corps étranger sur son trajet fait précipiter les sels qu'elle tient en dissolution, comme on peut le voir sur les sondes qui restent deux ou trois jours dans la vessie, et qui se couvrent d'une couche plus ou moins épaisse de matière saline.

On remplira en même temps les deux indications : 1°. en mettant le malade au régime peu azoté, propre à prévenir l'excès de l'acide urique de l'urine (Voyez chap. 5); 2°. en maintenant l'urine alcaline par l'usage intérieur des carbonates terreux ou alcalins, et surtout par l'emploi direct des alcalis (Voy. chap. VI) étendus de quantité suffisante d'eau.

Si les calculs sont formés d'acide urique, il n'est guère permis de douter de la réussite de ces moyens, du moins aucune raison chimique ni physiologique ne les fait considérer comme incertains. Les expériences ont démontré qu'une masse d'acide urique plongée dans une urine dont les acides ont été saturés par la potasse ou la soude, avec un excès d'alcalis, et à la température de 25 à 35 centig., et fréquemment renouvelée, finit par se dissoudre entièrement.

Il n'en serait pas de même des autres concrétions urinaires, telles que les phosphates ammoniaco-magnésien, l'oxalate de chaux, etc., mais il a déjà été dit plusieurs fois qu'elles forment rarement les concrétions lapidiformes des graveleux. Nous n'avons point encore, il est vrai, de preuve positive de la dissolution d'un calcul rénal, mais il existe un grand nombre d'observations de la disparition de néphrites calculeuses, par l'usage des alcalins, dans lesquelles la dissolution des concrétions peut être considérée comme probable. Ainsi l'existence des lithontriptiques n'est point vraie sans doute pour le plus grand nombre des pierres vésicales, et l'on s'en rend facilement raison, mais cette idée n'a rien que de très-rationnel en la restreignant aux concrétions rénales et urétrales d'acide urique. Rien n'empêche non plus de l'appliquer aux pierres vésicales formées par le même acide ; il serait bien à désirer que l'on continuât les expériences à ce sujet et surtout qu'elles fussent faites de manière à offrir des conclusions exemptes de ce vague en quelque sorte propre aux recherches des médecins.

Toutefois pour parvenir à ce but qu'on se propose, c'est-à-dire, la dissolution d'un calcul rénal logé dans le bassinet ou arrêté dans l'uretère, il faut de la persévérance dans le traitement ; si l'on n'entretient pas long-temps l'urine alcaline, rien ne pourra s'opposer à l'accroissement de ces concrétions.

En supposant même qu'on n'eût point l'espérance fondée de dissoudre les calculs d'acide urique logés dans les bassinets ou les uretères, il n'en faudrait pas moins employer les alcalins ; car depuis long-temps l'expérience a appris que c'est un des meilleurs moyens de calmer les douleurs et autres accidens des graveleux.

CHAPITRE X.

Traitement empirique de la Gravelle.

Nous sommes encore loin de l'époque où une saine théorie expliquera tous les phénomènes des maladies, ainsi que la manière d'agir des moyens curatifs ; et si nous arrivons jamais à ce point, sans doute qu'il se fera une grande révolution dans la manière dont on cultive depuis long-temps la médecine. Dans la presque universalité des cas, le médecin le plus instruit et le plus sage ne peut se conduire que par un empirisme plus ou moins incertain, et s'il emploie tel remède, c'est qu'il en a obtenu de bons effets dans des circonstances analogues à celles qui se présentent. C'est pourquoi dans le traitement de la gravelle, maladie qui se prête jusqu'à un certain point à une explication, même sous le rapport des remèdes, on est souvent obligé de recourir à des moyens dont l'expérience a reconnu l'efficacité, bien que la théorie n'en puisse d'aucune manière rendre raison.

La plupart des graveleux se trouvent bien par exemple de l'usage des moyens propres à combattre la dispepsie, qui accompagne souvent leur maladie, et parmi ces moyens, la magnésie à petite dose, la rhubarbe, le quinquina, les eaux sulfureuses prises à l'intérieur, réussissent fréquemment. J'ai vu des purgatifs répétés et administrés de manière à produire des évacuations considérables, avoir les résultats les plus heureux. En ceci comme en beaucoup d'autres points, la gravelle se rapproche de la goutte, du rhumatisme, de l'hydropisie, et autres maladies chroniques qui sont souvent améliorées par le même moyen. En Angleterre, le médicament le plus en vogue pour produire cet effet est le mercure doux.

J'ai observé aussi plusieurs fois les bons effets des bains froids, des bains sulfureux, des frictions et même des fumigations de vapeurs d'eau ou de soufre, telles qu'on les administre depuis quelques années dans plusieurs établissemens de Paris. Ce genre de moyens qui tous excitent l'action de la peau, rendent la transpiration et les sueurs plus abondantes, sembleraient, d'après la théorie, devoir être contraires à la gravelle et le sont en effet dans la plupart des cas, mais ils deviennent très-avantageux dans d'autres circonstances où la théorie se tait devant l'observation.

Il en est à peu près de même de la guérison subite de certaine gravelle, par le séjour à la campagne, un changement dans les habitudes, les occupations, les affections morales, etc., il est impossible d'entrevoir en ce moment aucune explication d'un semblable phénomène.

CHAPITRE XI.

Traitement de la Gravelle quand les graviers ne sont pas formés d'acide urique.

Nous avons dit que dans certains cas très-rares, les matières expulsées par les graveleux étaient composées d'oxide cystique, d'oxalate de chaux ou de phosphate de chaux. Si pareils cas se présentaient, quelle conduite tiendrait le médecin? se bornerait-il à *essayer* successivement divers moyens empiriques, ou

bien la théorie lui fournit-elle quelque mode
avantageux de traitement.

L'ignorance où nous sommes des causes qui
déterminent la formation des concrétions de
ce genre ne permet guère que des conjectures
vagues sur les moyens de les combattre.

Cependant l'oxide cystique étant une ma-,
tière très-azotée, doit probablement se former sous l'influence de causes analogues à
celles qui produisent l'acide urique; en outre,
cette substance est soluble dans les alcalis et les
carbonates alcalins, aussi ne balancerais-je
point à soumettre un graveleux de cette espèce
au traitement propre à la gravelle d'acide urique. L'expérience seule peut faire connaître
ce qui en résulterait.

On a proposé, pour combattre les graviers
formés par le phosphate de chaux, l'emploi des
acides; en effet, l'urine présente dans les cas
de ce genre, un excès d'ammoniaque qui
très-probablement est la cause principale de la
formation des graviers. M. Brande rapporte
un fait où l'acide carbonique a paru avoir des
résultats avantageux.

Un individu à qui on avait extrait de la
vessie un gros calcul entièrement composé de
phosphate, et dont l'estomac ne pouvait sup-

porter aucun acide un peu fort, prit de l'eau chargée d'acide carbonique ; son estomac s'en trouva très-bien. On vit par l'examen de son urine, qu'il ne rendait plus de phosphate qu'en état de dissolution ; lorsqu'il en avait cessé l'usage pendant quelque temps, le phosphate se présentait sous la forme d'un sable blanc. Cette observation prouve sans doute que l'usage de l'acide carbonique était avantageux au malade ; mais l'eau gazeuse agissait-elle d'une manière dont la chimie puisse rendre compte, ou bien n'était-ce qu'un simple moyen empirique. Je serais d'autant plus porté à admettre la dernière explication, que j'ai plusieurs fois essayé d'attaquer les dépôts de phosphate dans l'urine par les acides végétaux et minéraux, et je n'ai jamais obtenu aucun résultat satisfaisant, il m'a semblé même voir le dépôt augmenter par l'usage de ces moyens.

Ce qu'il y a de plus sage à faire pour les cas fort rares de gravelle de phosphate de chaux, est selon moi de maintenir l'urine abondante, afin de favoriser la dissolution du sel, et de prendre d'ailleurs tous les moyens de faire cesser l'état de faiblesse et de malaise qui accompagne presque toujours cette maladie; c'est du moins les moyens qui m'ont le mieux réussi dans deux cas de gravelle blanche ou de phosphate de chaux pour lesquels j'ai été consulté.

La théorie ni l'empirisme n'indiquent encore rien relativement à la gravelle infiniment rare, où les concrétions sont formées d'oxalate de chaux.

FIN.

De l'Imprimerie de CELLOT, rue des Grands-Augustins, n° 9.

TABLE.

Considérations générales sur la Gravelle.   page 1

Chap. Ier. Nature du sable et des pierres rendus par les graveleux. 4

Travaux de Schèle et des chimistes modernes sur l'acide urique 6

Et sur les autres matières qui forment les calculs des graveleux. 6

Chap. II. De l'acide urique et des circonstances qui en déterminent la présence dans l'urine. . 8

Expériences sur la présence de l'acide urique dans l'urine 9

Analyse de l'acide urique 12

De l'oxide cystique. 14

Chap. IV. Circonstances qui augmentent la proportion de l'acide urique et tendent à produire la gravelle 18

Influence du régime . . . . *Ibid.*

Observations sur le même sujet 19

Chap. V. Circonstances qui augmentent ou diminuent la quantité de l'urine, et qui sont favorables ou défavorables au développement de la gravelle 22

Influence de la nature des alimens sur la proportion de l'urine. 24

Causes générales qui diminuent la quantité de l'urine 25

Chap. VI. Influence de la température de l'urine sur le développement de la gravelle 26

Chap. VII. De quelques causes particulières de la gravelle 28

De l'influence du climat sur la gravelle 31

Préjugés sur les causes de la gravelle. 32

Résumé général de toutes les causes de la gravelle. 35

Chap. VIII. Remarques sur les symptômes de la gravelle et sur le lieu où se forment les graviers. 35

Chap. IX. Indications curatives et moyens généraux de traitement de la gravelle 42

§ Ier. Indication curative. Diminuer la quantité d'acide urique 43

Régime non azoté 46

Régime non azoté rigoureux 49

§ II. Indication curative. Augmenter la sécrétion de l'urine. 51

Effets divers des boissons, suivant leur nature chimique 54

Influence du régime sur la quantité de l'urine. . Ibid.

§ III. Indication curative de la gravelle. Saturer l'acide urique 56

Emploi des carbonates alcalins 57

Remède de la demoiselle Stéphens 59

Observation de Mascagni. 62

Manière d'administrer les carbonates alcalins . . 65

Manière d'administrer la potasse, la soude et la magnésie 67

Remarques sur le passage des sels et des alcalis de l'estomac à la vessie. 69

Remarques sur le passage des acides 70

§ IV. Indication curative. Expulser le sable et calculs et tenter leur dissolution 71
Expulsion du sable 72
Expulsion des calculs. 75
Moyens propres à dissoudre les calculs 81
CHAP. X. Traitement empirique de la gravelle. . 83
CHAP. XI. Traitement de la gravelle quand les graviers ne sont pas formés d'acide urique . . 85

FIN DE LA TABLE.